Mediterráneo Libro de cocina lenta de la dieta para Gente ocupada

Recetas fáciles y sabrosas que Cocina mientras trabajas

Betty Kern

ÍNDICE DE CONTENIDOS

INTRODUCCIÓN

Tay muchas cosas que pueden ralentizar tu día. Como el tráfico, el mal tiempo, el mal humor y las cocinas desordenadas. El libro de cocina lenta de la Dieta Mediterránea para gente ocupada resuelve todos estos problemas.

En este libro encontrará recetas fáciles de seguir que le ayudarán a cocinar mientras trabaja. Todas estas recetas han sido probadas en cuanto a rapidez y sabor por personas ocupadas que sólo quieren tener la cena en la mesa lo antes posible.

El libro de cocina lenta de la Dieta Mediterránea para gente ocupada contiene algo más que recetas. También te enseña los beneficios de comer alimentos más saludables y los méritos de llevar un estilo de vida equilibrado. Tener expectativas poco realistas de lo que debes hacer durante todo el día realmente estropea el equilibrio de tu vida.

Este libro es perfecto para la gente ocupada que quiere disfrutar de su vida al máximo. Tanto si estás soltero como casado, enfermo o sano, este libro te ayudará a frenar por fin y a disfrutar de la vida en lugar de preocuparte por ella.

El libro de cocina lenta de la Dieta Mediterránea es una forma deliciosamente fácil de incorporar a su vida los sabores y beneficios de la Dieta Mediterránea.

La Dieta Mediterránea vuelve a ser noticia. La dieta mediterránea es una tendencia creciente, ya que cada vez son más populares las dietas con alto contenido en frutas y verduras, cereales integrales y grasas saludables. La versión más famosa de la dieta es la tradicional griega conocida como "Dieta Mediterránea".

En este libro, aprenderá a cocinar platos mediterráneos clásicos utilizando sólo ingredientes naturales como el aceite de oliva, los tomates y el ajo. Tanto si quieres perder peso como si simplemente buscas alimentos más saludables que te hagan sentir mejor cada día, ¡este libro de cocina tiene una gran selección de recetas para ti!

La dieta mediterránea se asocia desde hace tiempo con la buena salud, la longevidad y las bajas tasas de enfermedades crónicas en los seres humanos. De hecho, hay múltiples estudios que sugieren que el estilo de vida mediterráneo es más saludable que la Dieta Americana Estándar (DAE). Pero, ¿sabía que la dieta mediterránea es también una gran alternativa a la olla de cocción lenta?

En este libro, encontrará 50 recetas fáciles de seguir que aprovechan la cocción lenta para crear comidas que hacen la boca agua con un mínimo de tiempo de trabajo. Diseñadas para adaptarse a su ajetreado estilo de vida, estas recetas le ayudarán a quemar grasa y perder peso preparando deliciosas comidas con ingredientes sencillos y saludables. La dieta mediterránea para personas ocupadas ofrece una gran cantidad de ideas de alimentación saludable sin tener que esclavizarse en la cocina todo el día.

Tanto si busca una cena rápida entre semana como si quiere preparar un delicioso festín para su próxima fiesta, este libro de cocina lenta de la Dieta Mediterránea le ofrece todo lo necesario. Cada receta incluye instrucciones detalladas de preparación, recomendaciones de tiempo de cocción y una lista de la compra para que pueda reunir fácilmente todo lo que necesita para su comida. Cuando llegue el momento de comer, simplemente ponga su olla de cocción lenta en su accesorio de encimera y espere. Una vez que la cena haya terminado de cocinarse, ¡está lista para comer!

Hazte con un ejemplar de este libro hoy mismo y aprovecha los numerosos beneficios de la dieta mediterránea mientras trabajas horas extra en la oficina.

RECETAS DE CERDO

1. Cerdo tailandés con pimientos

Tiempo de preparación: 5 minutos

Tiempo de cocción: 6 horas 5 minutos

Porciones: 4

INGREDIENTES:

- 1 libra de chuletas de cerdo deshuesadas
- 1/3 de taza de salsa de soja
- 2 cucharadas de raíz de jengibre picada
- 2 pimientos rojos, cortados en rodajas
- 3 cucharadas de miel
- 6 dientes de ajo picados
- 1/3 de taza de mantequilla de cacahuete cremosa
- 1 cucharadita de copos de pimienta roja triturados

INSTRUCCIONES:

1. Coloque todos los ingredientes, excepto el cerdo, en una olla de cocción lenta.
2. Removerlo todo bien y añadir las chuletas de cerdo.
3. Tapar y cocinar a fuego lento durante 6 horas.
4. Servir mientras esté caliente, adornado con cebollas verdes picadas.

NUTRICIÓN: Calorías 579, Grasas 21,3g, Colesterol 203mg, Sodio 436mg, Carbohidratos 20g, Fibra 3,7g, Azúcares 9g, Proteínas 70,7g, Potasio 1160mg

2. Albóndigas de coco al curry tailandés

Tiempo de preparación: 10 minutos

Tiempo de cocción: 6 horas 10 minutos

Porciones: 4

INGREDIENTES:

- 1 libra de carne de cerdo molida
- Lata de 14 oz. de leche de coco
- 1 cucharada de salsa de pescado
- 2 cucharadas de pasta de curry rojo
- 1 cucharada de azúcar moreno
- 1 huevo
- ¼ de taza de cacahuetes finamente picados
- ¼ de taza de agua
- 4 hojas de lima silvestre
- Sal y pimienta, al gusto

INSTRUCCIONES:

1. En un bol, combinar la carne de cerdo molida, ½ cucharadita de salsa de pescado, el huevo y los cacahuetes.
2. Formar 24 albóndigas con la mezcla, utilizando una cucharada de carne para cada una.
3. Colocar las albóndigas en una olla de cocción lenta. Añade agua, hojas de lima y tapa. Cocer a fuego lento durante 1 hora.
4. Después de cuatro horas, añada el resto de los ingredientes y continúe la cocción durante 2 horas más.
5. Servir mientras esté caliente.

NUTRICIÓN: Calorías 579, Grasas 21,3g, Colesterol 203mg, Sodio 436mg, Carbohidratos 20g, Fibra 3,7g, Azúcares 9g, Proteínas 70,7g, Potasio 1160mg

3. Costillas de cerdo tailandesas

Tiempo de preparación: 10 minutos

Tiempo de cocción: 6 horas + tiempo de inactividad

Porciones: 6

INGREDIENTES:

- o lb. de costillas de cerdo, cortadas por la mitad a través de los huesos
- 4 oz. de zumo de naranja concentrado
- 4 oz. de zumo de manzana concentrado
- 4 oz. de zumo de piña concentrado
- ¼ de taza de mantequilla de cacahuete cremosa
- ¾ de taza de salsa de soja
- 2 cucharaditas de azúcar de palma
- 1 diente de ajo picado
- 4 cucharadas de cilantro fresco

INSTRUCCIONES:

1. Colocar las costillas en un plato llano.
2. En un bol pequeño, bata el resto de los ingredientes, excepto el cilantro.
3. Reservar ¾ de taza de salsa y verter el resto sobre el cerdo.
4. Tapar y refrigerar durante al menos 4 horas.
5. Rocíe una olla de cocción lenta de 6 cuartos con aceite en aerosol. Saque las costillas de la marinada. Deseche la marinada.
6. Coloca las costillas en una olla de cocción lenta y tápala. Cocine a fuego alto durante 1 hora. Reduce el fuego a bajo y cocina durante 5 horas más.
7. Antes de servir, calentar la salsa/marinada reservada en el microondas.
8. Coloca las costillas en un plato grande, espolvorea con cilantro y sirve con la salsa caliente.

NUTRICIÓN: Calorías 578, Grasas 29,1g, Colesterol 203mg, Sodio 210mg, Carbohidratos 6,5g, Fibra 2,1g, Azúcares 2,7g, Proteínas 70,7g, Potasio 1142mg

4. Cerdo braseado con salsa

Tiempo de preparación: 10 minutos

Tiempo de cocción: 8 horas y 45 minutos

Porciones: 4

INGREDIENTES

- 3 libras de paleta de cerdo, sin hueso, sin grasa, cortada en trozos pequeños
- 1 3/4 de taza de caldo de pollo bajo en sodio
- 1 cebolla, cortada en rodajas
- 1 1/2 tazas de salsa
- 1 cucharadita de comino molido
- 3 tomates en rodajas
- 1/2 taza de cilantro fresco picado
- 1/2 taza de crema agria baja en grasa

DIRECCIÓN

1. Poner la carne de cerdo en el cerdo.
2. En una cacerola a fuego alto, combine el caldo, la cebolla, la salsa y el comino.
3. Llevar a ebullición.
4. Vierta la salsa sobre la carne de cerdo.
5. Añadir los tomates y mezclar bien.
6. Tapa la olla y cocina a fuego lento durante 8 horas.
7. Pasar la carne de cerdo a una fuente de servir.
8. Cubrir con papel de aluminio para mantener el calor.
9. Pasar las verduras y la salsa a una sartén.
10. Llevar a ebullición y reducir a la mitad.
11. Agregue la carne de cerdo en la sartén y ¼ de taza del cilantro.
12. Calentar durante unos minutos.
13. Servir con el resto del cilantro y la crema agria. Que lo disfrutes.

NUTRICIÓN: Calorías 578, Grasas 29,1g, Colesterol 203mg, Sodio 210mg, Carbohidratos 6,5g, Fibra 2,1g, Azúcares 2,7g, Proteínas 70,7g, Potasio 1142mg

5. Cerdo a la barbacoa coreana

Tiempo de preparación: 10 minutos

Tiempo de cocción: 8 horas y 36 minutos

Porciones: 12

INGREDIENTES

- 1/2 taza de azúcar moreno
- 1/2 taza de salsa de soja
- 2 cucharadas de salsa de ajo y chile
- 12 dientes de ajo machacados y picados
- 1 pulgada de jengibre fresco, rallado
- 2 manzanas descorazonadas y picadas
- 2 cucharadas de aceite vegetal
- 1 cucharadita de sal
- 4 libras de paleta de cerdo, sin hueso
- 6 tazas de arroz blanco cocido

DIRECCIÓN

1. Combine el azúcar moreno, la salsa de soja y la salsa de chile y ajo en un bol.
2. Añadir el ajo, el jengibre y la manzana.
3. Mezclar el aceite y la sal. Frote la mezcla en la paleta de cerdo.
4. Dorar la carne de cerdo en una sartén durante 3 minutos por lado.
5. Transfiera la carne de cerdo a una olla de cocción lenta.
6. Vierta la salsa en la olla de cocción lenta.
7. Sellar la olla y cocinar a fuego lento durante 8 horas.
8. Poner la carne de cerdo cocida en la tabla de cortar.
9. Triturar con dos tenedores.
10. Calentar el líquido de cocción en una sartén y reducirlo a la mitad.
11. Sirva la carne de cerdo con la salsa y el arroz. Que lo disfrutes.

NUTRICIÓN: Calorías 578, Grasas 29,1g, Colesterol 203mg, Sodio 210mg, Carbohidratos 6,5g, Fibra 2,1g, Azúcares 2,7g, Proteínas 70,7g, Potasio 1142mg

6. Cerdo y judías blancas

Tiempo de preparación: 10 minutos

Tiempo de cocción: 7 horas y 45 minutos

Porciones: 12

INGREDIENTES

- Spray de cocina
- 2 cucharaditas de sal
- 1 cucharadita de pimienta negra
- 2 cucharadas de aceite vegetal
- 3 libras de paleta de cerdo, sin grasa
- 2 cucharadas de salvia fresca picada
- 60 oz. de judías cannellini, enjuagadas y escurridas
- 6 dientes de ajo, machacados y picados
- 1/2 taza de queso parmesano rallado
- 1/4 de taza de perejil picado
- 2 cucharadas de vinagre balsámico
- 1/4 de taza de miel

DIRECCIÓN

1. Rocíe aceite de cocina en su olla de cocción lenta.
2. Mezclar la sal, la pimienta y el aceite en un bol.
3. Frote la paleta de cerdo con la mezcla de aceite.
4. Caliente la sartén a fuego medio-alto y dore la carne de cerdo de 2 a 3 minutos por lado.
5. Transfiera el oporto a la olla de cocción lenta.
6. En un bol, combinar la salvia, las judías y el ajo.
7. Añade esta mezcla a la olla de cocción lenta.
8. Sellar la olla y cocinar a fuego lento durante 7 horas.
9. Desmenuzar la carne de cerdo con el uso de 2 tenedores.
10. Triturar las judías y mezclarlas con el queso y el perejil.
11. En otro recipiente, mezcle el vinagre y la miel.

12. Sirve la salsa con la carne de cerdo y el puré de frijoles. Que aproveche.

NUTRICIÓN: Calorías 578, Grasas 29,1g, Colesterol 203mg, Sodio 210mg, Carbohidratos 6,5g, Fibra 2,1g, Azúcares 2,7g, Proteínas 70,7g, Potasio 1142mg

7. Cerdo a las hierbas con zanahorias y patatas

Tiempo de preparación: 10 minutos

Tiempo de cocción: 6 horas 35 minutos

Porciones: 8

INGREDIENTES

- 3 libras de paleta de cerdo deshuesada, sin grasa y cortada en trozos pequeños
- 2 libras de patatas pequeñas
- 3 zanahorias, cortadas en cubos
- 1 cebolla picada
- 4 dientes de ajo pelados
- 1 ramita de tomillo fresco
- 1/4 de taza de miel
- 1 cucharada de miel
- 1 cucharada de sal
- 1 cucharadita de copos de pimienta roja
- 2 cucharadas de tomillo picado

DIRECCIÓN

1. Poner todos los ingredientes excepto 2 cucharadas de tomillo en la olla de cocción lenta.
2. Asegure la tapa de la olla.
3. Poner el fuego a bajo y cocinar durante 6 horas.
4. Desmenuza la carne de cerdo y corta las patatas en trozos.
5. Pasar a 8 cuencos.
6. Adornar con tomillo fresco antes de servir. Disfrute.

NUTRICIÓN: Calorías 578, Grasas 29,1g, Colesterol 203mg, Sodio 210mg, Carbohidratos 6,5g, Fibra 2,1g, Azúcares 2,7g, Proteínas 70,7g, Potasio 1142mg

8. Lomo de cerdo

Tiempo de preparación: 10 minutos

Tiempo de cocción: 6 horas 10 minutos

Porciones: 6

INGREDIENTES

- 2 libras de lomo de cerdo
- 3 cucharadas de salsa de soja
- Pimienta negra, al gusto
- 3/4 de taza de vino tinto
- 1 taza de agua
- 1 sobre de sopa de cebolla seca
- 3 cucharadas de ajo picado

DIRECCIÓN

1. Poner el lomo de cerdo en una olla de cocción lenta, así como el contenido de la mezcla de sopa.
2. Añada el vino, la salsa de soja y el agua asegurándose de cubrir la carne de cerdo.
3. Esparza el ajo sobre la carne de cerdo con cuidado y espolvoree un poco de pimienta negra.
4. Tapa y cocina a fuego lento durante cuatro horas. Servir y disfrutar.

NUTRICIÓN: Calorías 578, Grasas 29,1g, Colesterol 203mg, Sodio 210mg, Carbohidratos 6,5g, Fibra 2,1g, Azúcares 2,7g, Proteínas 70,7g, Potasio 1142mg

9. Carne de Cerdo

Tiempo de preparación: 12 minutos

Tiempo de cocción: 6 horas 10 minutos

Porciones: 12

INGREDIENTES

- Asado de cerdo de 2,5 libras
- 1 lata de chiles verdes picados
- 1 lata de tomates con chiles verdes picados
- 2 cucharadas de condimento para tacos
- 1/2 taza de cebolla picada
- 3 dientes de ajo picados
- 1 cucharadita de pimienta de cayena

DIRECCIÓN

1. Vierte la lata de tomates con chiles verdes en la olla de cocción lenta y coloca la carne de cerdo encima.
2. Mezclar la lata de chiles verdes y los demás ingredientes y untar la superficie del asado.
3. Cocinar a fuego lento durante unas 8 horas y luego desmenuzar la carne de cerdo y devolverla a la olla y mezclarla con los jugos.
4. Calentar durante unos minutos hasta que se caliente y servir.
5. Puedes comerlo con un poco de pan integral o mejor con algunas verduras. Que lo disfrutes.

NUTRICIÓN: Calorías 578, Grasas 29,1g, Colesterol 203mg, Sodio 210mg, Carbohidratos 6,5g, Fibra 2,1g, Azúcares 2,7g, Proteínas 70,7g, Potasio 1142mg

10. Chuletas de cerdo a la crema de champiñones

Tiempo de preparación: 4 minutos

Tiempo de cocción: 7 horas 10 minutos

Porciones: 4

INGREDIENTES

- 4 chuletas de cerdo deshuesadas
- 1 taza de agua
- 1 lata de crema de pollo
- 1 lata de crema de champiñones

DIRECCIÓN

1. Dorar las chuletas de cerdo en la sartén.
2. Añade la crema de champiñones en la olla de cocción lenta.
3. Añade las chuletas de cerdo a la olla de cocción lenta y luego la crema de pollo. Cocine durante 5-6 horas en alto o 7-8 horas en bajo.
4. Sírvelo con arroz integral o verduras. Que lo disfrutes.

NUTRICIÓN: Calorías 578, Grasas 29,1g, Colesterol 203mg, Sodio 210mg, Carbohidratos 6,5g, Fibra 2,1g, Azúcares 2,7g, Proteínas 70,7g, Potasio 1142mg

RECETAS DE MARISCO

11. Guiso de marisco

Tiempo de preparación: 15 minutos

Tiempo de cocción: 7 horas

Porciones: 4

INGREDIENTES:

- 2 cucharadas de aceite de oliva
- 1 taza de mejillones
- 1 taza de filete de salmón, sin espinas y cortado en cubos
- 1 taza de gambas peladas y desvenadas
- 3 cebolletas picadas
- ½ pimiento verde picado
- 1 diente de ajo picado
- ¾ de cucharadita de copos de chile
- ¼ de cucharadita de pimienta negra molida
- ¼ de taza de tomates triturados
- ½ cucharadita de tomillo seco

INSTRUCCIONES:

1. En la olla de cocción lenta, mezcla los mejillones con el salmón y los demás ingredientes.
2. Remover la mezcla y cerrar la tapa.
3. Cocine la comida durante 7 horas a fuego lento.
4. Dividir en cuencos y servir.

NUTRICIÓN: calorías 260, grasa 15,1, fibra 1,9, carbohidratos 6,2, proteínas 25,1

12. Gambas y judías verdes

Tiempo de preparación: 15 minutos

Tiempo de cocción: 3 horas

Porciones: 5

INGREDIENTES:

- 1 libra de camarones, pelados y desvenados
- ¼ de libra de judías verdes, recortadas y cortadas por la mitad
- 1 cucharadita de sal
- 1 cucharadita de copos de chile
- 1 cucharadita de pimentón
- ½ cucharadita de garam masala
- 1 cucharadita de cilantro molido
- 1 cucharadita de albahaca seca
- ¾ de taza de tomates triturados
- 1 cucharada de aceite de oliva
- 3 cebolletas picadas
- 1 pimiento verde picado
- 1 taza de agua

INSTRUCCIONES:

1. En la olla de cocción lenta, mezcla las gambas con las judías verdes, la sal y los demás ingredientes.
2. Cierre la tapa y cocine durante 3 horas en Alto.
3. Dividir en cuencos y servir.

NUTRICIÓN: calorías 202, grasas 7, carbohidratos 8, proteínas 12

13. Pastel de salmón y espinacas

Tiempo de preparación: 10 minutos

Tiempo de cocción: 6 horas

Raciones: 2

INGREDIENTES:

- Filete de salmón de 1 libra, picado
- 1/3 de taza de espinacas picadas
- ½ taza de queso Cheddar rallado
- ¾ de taza de leche de coco ecológica
- 1 cucharadita de mantequilla
- ½ cucharadita de tomillo molido
- ½ cucharadita de sal
- 1/3 de taza de agua

INSTRUCCIONES:

1. En la olla de cocción lenta, mezcla el salmón con las espinacas y los demás ingredientes, remueve y cierra la tapa.
2. Cocine el salmón al horno durante 6 horas a baja temperatura.

NUTRICIÓN: calorías 423, grasas 16, carbohidratos 3, proteínas 17

14. Calamares con chile

Tiempo de preparación: 15 minutos

Tiempo de cocción: 2 horas

Porciones: 4

INGREDIENTES:

- Tubos de calamar de 16 oz, recortados (4 tubos de calamar)
- 1 taza de cebolletas picadas
- 1 cucharadita de sal
- ½ cucharadita de chile en polvo
- ½ cucharadita de pimentón picante
- 1 cucharada de mantequilla
- 1/3 de taza de crema de leche
- 1 cucharadita de pimienta negra molida
- 1 cucharada de eneldo seco

INSTRUCCIONES:

1. En la olla de cocción lenta, mezcle los calamares con las cebolletas y los demás ingredientes.
2. Cierra la tapa de la olla de cocción lenta y cocina durante 2,5 horas en Alto.

NUTRICIÓN: calorías 244, grasas 8, carbohidratos 7 proteínas 13

15. Anillos de calamares y brócoli

Tiempo de preparación: 15 minutos

Tiempo de cocción: 4 horas

Porciones: 6

INGREDIENTES:

- 1 1/2 libras de anillos de calamares
- 1 taza de ramilletes de brócoli
- 1 chile jalapeño picado
- 1 cucharada de salsa de tomate keto
- 1/3 de taza de crema de leche
- ½ cucharadita de sal
- ½ cucharadita de chile en polvo
- 1 cucharadita de comino molido
- 2 dientes de ajo picados
- 1 cucharada de mantequilla

INSTRUCCIONES:

1. En la olla de cocción lenta, mezcle los calamares con el brócoli y los demás ingredientes, mezcle y cierre la tapa.
2. Cocine la comida a fuego lento durante 4,5 horas.

NUTRICIÓN: calorías 210, grasas 6,1, carbohidratos 4,7, proteínas 18,1

16. Tilapia y tomates

Tiempo de preparación: 15 minutos

Tiempo de cocción: 2 horas

Raciones: 2

INGREDIENTES:

- 8 oz de filete de tilapia (2 porciones)
- 1 y ½ tazas de tomates cherry, cortados por la mitad
- 1 cucharada de salsa de tomate keto
- 1 cucharada de mantequilla derretida
- 3 cucharadas de crema de coco
- ½ cucharadita de hierba de limón
- ½ cucharadita de sal
- ¼ de cucharadita de copos de chile

INSTRUCCIONES:

1. En la olla de cocción lenta, mezcle la tilapia con los tomates y los demás ingredientes.
2. Cierra la tapa de la olla de cocción lenta y cocina la tilapia durante 2 horas a temperatura alta.

NUTRICIÓN: calorías 308, grasas 12,2, carbohidratos 1,9, proteínas 32,3

17. Filetes de salmón al chipotle

Tiempo de preparación: 2 horas

Tiempo de cocción: 2 Hrs

Raciones: 2

INGREDIENTES:

- 2 filetes de salmón medianos, sin espinas
- Una pizca de nuez moscada molida
- Una pizca de clavo de olor molido
- Una pizca de jengibre en polvo
- Sal y pimienta negra al gusto
- 2 cucharaditas de azúcar
- 1 cucharadita de cebolla en polvo
- ¼ cucharadita de chile chipotle en polvo
- ½ cucharadita de pimienta de cayena
- ½ cucharadita de canela molida
- 1/8 cucharadita de tomillo seco

INSTRUCCIONES:

1. Colocar los filetes de salmón en envoltorios de papel de aluminio. Rocíe el jengibre, los clavos, la sal, el tomillo, la canela, la pimienta negra, la cayena, el chile en polvo, la cebolla en polvo, la nuez moscada y el azúcar de coco por encima. Envuelve el filete de pescado con papel de aluminio. Poner la tapa de la olla y programar 2 horas de cocción a fuego lento. Desenvuelve el pescado y sírvelo caliente.

NUTRICIÓN: Por ración: Calorías 220, Grasa total 4g, Fibra 2g, Carbohidratos totales 7g, Proteína 4g

18. Medley de mariscos

Tiempo de preparación: 30 minutos

Tiempo de cocción: 6 horas y 10 minutos

Porciones: 6

INGREDIENTES:

- 20 chipirones, bien limpios
- 3 tazas de leche
- 2 cucharadas de aceite de oliva
- 2 cebollas picadas
- 8 dientes de ajo, machacados y picados
- 2 tomates picados
- 2 zanahorias picadas
- 1 bulbo de hinojo, cortado en dados
- ½ taza de pasta de tomate
- 1 taza de vino blanco seco
- 3 tazas de caldo de pollo reducido en sodio
- ½ taza de estragón fresco, picado
- ½ taza de tomillo fresco picado
- ½ taza de perejil fresco picado
- 2 hojas de laurel
- 1 cucharada de azafrán
- ½ taza de tomates secos en rodajas
- 6 oz. de lubina
- 10 ostras frescas, cocidas
- 20 mejillones frescos, cocidos
- Sal y pimienta al gusto

INSTRUCCIONES:

1. Macerar los calamares en leche durante 1 hora.

2. Deseche la leche.
3. Verter el aceite en una sartén grande a fuego medio.
4. Cocer la cebolla, el ajo, los tomates, las zanahorias y el hinojo durante 10 minutos. Reservar.
5. Añade a la olla de cocción lenta los calamares junto con el resto de los ingredientes, excepto las ostras y los mejillones cocidos.
6. Mezclar bien.
7. Sellar la olla.
8. Cocinar a fuego lento durante 6 horas.
9. Incorporar las ostras y los mejillones cocidos
10. Servir el marisco con las verduras.

NUTRICIÓN: Calorías 575 Grasas totales 20,5g Grasas saturadas 5,5g Colesterol 50mg Sodio 1078mg Carbohidratos totales 61,7g Fibra dietética 13,1g Azúcares totales 25,9g Proteínas 29,5g Potasio 2069mg

19. Salmón del Mediterráneo

Tiempo de preparación: 10 minutos

Tiempo de cocción: 6 horas

Porciones: 4

INGREDIENTES:

- Spray de cocina
- 1 libra de filete de salmón
- Sal y pimienta al gusto
- 1 cucharadita de ajo en polvo, dividida
- 1 cucharadita de cebolla en polvo, dividida
- 1 cucharada de condimento italiano, dividida
- 1 cucharada de aceite de oliva, dividida
- 1 cebolla, cortada en rodajas
- 3 dientes de ajo, cortados en rodajas
- 1 tomate picado
- 1 pimiento rojo, cortado en tiras

INSTRUCCIONES:

1. Utilice un plato resistente al calor que pueda caber dentro de la olla de cocción lenta.
2. Rociar el plato con aceite.
3. Sazona el salmón con sal, pimienta y la mitad de las especias.
4. Rociar con la mitad del aceite de oliva.
5. Mezcle la cebolla, el ajo, el tomate y los pimientos con el resto del aceite y las especias.
6. Añadir encima del salmón.
7. Cubrir la fuente con papel de aluminio.
8. Colocar dentro de la olla de cocción lenta.
9. Tapa la olla.
10. Cocinar a fuego lento durante 6 horas.

NUTRICIÓN: Calorías 222 Grasas totales 11,7g Grasas saturadas 1,7g Colesterol 52mg Sodio 55mg Carbohidratos totales 7,6g Fibra dietética 1,3g Azúcares totales 3,8g Proteínas 23,1g Potasio 593mg

20. Salmón con salsa de crema de limón

Tiempo de preparación: 10 minutos

Tiempo de cocción: 2 horas y 20 minutos

Porciones: 6

INGREDIENTES:

- Salmón
- 3 limones, cortados en rodajas y divididos
- 2 libras de filete de salmón
- Spray de cocina
- Sal y pimienta al gusto
- ½ cucharadita de chile en polvo
- ½ cucharadita de pimentón dulce
- 1 cucharadita de condimento italiano
- 1 cucharadita de ajo en polvo
- 1 taza de caldo vegetal reducido en sodio
- 1 cucharada de zumo de limón
- Salsa de limón
- ¼ de taza de caldo de pollo
- 3 cucharadas de zumo de limón
- ¼ de taza de nata líquida
- Ralladura de limón
- Perejil fresco picado

INSTRUCCIONES:

1. Forre su olla de cocción lenta con papel pergamino.
2. Disponer la mitad de las rodajas de limón en el fondo de la olla.
3. Poner el salmón encima.
4. Rocíe con aceite y sazone con sal, pimienta y especias.
5. Verter el zumo de limón y el caldo alrededor del pescado.
6. Tapar la olla y cocinar a fuego lento durante 2 horas.

7. En una cacerola a fuego medio-bajo, cocer el caldo, el zumo de limón y la nata.
8. Pasar a la olla de cocción lenta y cocinar a fuego lento durante 8 minutos.
9. Incorporar la ralladura de limón.
10. Cocinar durante 2 minutos más.
11. Vierta la salsa sobre el salmón.
12. Adorne con perejil y las rodajas de limón restantes.

NUTRICIÓN: Calorías 330 Grasas totales 19 g Grasas saturadas 7 g Colesterol 119 mg Sodio 240 mg Potasio 857 mg Carbohidratos totales 7 g Fibra dietética 1 g Proteínas 31 g Azúcares totales 1 g

RECETAS DE VERDURAS

21. Calabacines y cebollas de primavera

Tiempo de preparación: 20 minutos

Tiempo de cocción: 2 horas

Porciones: 8

INGREDIENTES:

- Calabacines de 1 libra, cortados en rodajas
- 1 cucharadita de aceite de aguacate
- 1 cucharadita de sal
- 1 cucharadita de pimienta blanca
- 2 cebolletas picadas
- 1/3 de taza de leche de almendras ecológica
- 2 cucharadas de mantequilla
- ½ cucharadita de cúrcuma en polvo

INSTRUCCIONES:

1. En la olla de cocción lenta, mezclar los calabacines con la cebolleta, el aceite y los demás ingredientes.
2. Cierre la tapa y cocínelo durante 2 horas en Alto.

NUTRICIÓN: Calorías 82, Grasas 5,6, Fibra 2,8, Carbohidratos 5,6, Proteínas 3,2

22. Mezcla cremosa de Portobello

Tiempo de preparación: 15 minutos

Tiempo de cocción: 7 horas

Porciones: 4

INGREDIENTES:

- 4 champiñones Portobello
- ½ taza de queso Monterey Jack rallado
- ½ taza de crema de leche
- 1 cucharadita de curry en polvo
- 1 cucharadita de albahaca seca
- ½ cucharadita de sal
- 1 cucharadita de aceite de oliva

INSTRUCCIONES:

1. En la olla de cocción lenta, mezcla los champiñones con el queso y los demás ingredientes.
2. Cierre la tapa y cocine la comida durante 7 horas a fuego lento.

NUTRICIÓN: Calorías 126, Grasas 5,1, Fibra 1,6, Carbohidratos 5,9, Proteínas 4,4

23. Puré de berenjenas

Tiempo de preparación: 10 minutos

Tiempo de cocción: 2 horas y 30 minutos

Raciones: 2

INGREDIENTES:

- 7 oz de berenjena, recortada
- 1 cucharada de mantequilla
- 1 cucharadita de albahaca seca
- 1 cucharadita de chile en polvo
- ½ cucharadita de ajo en polvo
- 1/3 de taza de agua
- ½ cucharadita de sal

INSTRUCCIONES:

1. Pelar las berenjenas y frotarlas con sal.
2. Luego ponlo en la olla de cocción lenta y añade el agua.
3. Cierre la tapa y cocine la berenjena durante 2,5 horas a temperatura alta.
4. A continuación, escurrir el agua y triturar la berenjena.
5. Añadir el resto de los ingredientes, batir y servir.

NUTRICIÓN: Calorías 206, Grasas 6,2, Fibra 3,6, Carbohidratos 7,9, Proteínas 8,6

24. Alcachofa de Cheddar

Tiempo de preparación: 15 minutos

Tiempo de cocción: 3 horas

Porciones: 6

INGREDIENTES:

- 1 cucharadita de ajo picado
- 1 cucharada de aceite de oliva
- 1 libra de corazones de alcachofa, picados
- 3 oz de queso Cheddar, rallado
- 1 cucharadita de curry en polvo
- 1 taza de caldo de pollo
- 1 cucharadita de mantequilla
- 1 cucharadita de garam masala

INSTRUCCIONES:

1. En la olla de cocción lenta, mezcla las alcachofas con el ajo, el aceite y los demás ingredientes.
2. Cocine los corazones de alcachofa durante 3 horas a fuego alto.
3. Repartir en los platos y servir.

NUTRICIÓN: Calorías 135, Grasas 3,9, Fibra 4,3, Carbohidratos 4,9, Proteínas 4,3

25. Calabazas y calabacines

Tiempo de preparación: 15 minutos

Tiempo de cocción: 4 horas

Porciones: 6

INGREDIENTES:

- 4 tazas de calabaza espagueti, cortada en cubos
- 2 calabacines, cortados en cubos
- ½ taza de leche de coco
- ½ cucharadita de canela molida
- ¾ cucharadita de jengibre molido
- 3 cucharadas de orégano
- 1 cucharadita de mantequilla

INSTRUCCIONES:

1. En la olla de cocción lenta, mezcla la calabaza con los calabacines, la leche y los demás ingredientes.
2. Cierra la tapa y cocina las verduras a fuego lento durante 4 horas.

NUTRICIÓN: Calorías 40, Grasas 2,2, Fibra 1,8, Carbohidratos 4,3, Proteínas 1,1

26. Puerros de eneldo

Tiempo de preparación: 10 minutos

Tiempo de cocción: 3 horas

Porciones: 3

INGREDIENTES:

- 2 tazas de puerros, cortados en rodajas
- 1 taza de caldo de pollo
- 2 cucharadas de eneldo fresco picado
- ½ cucharadita de cúrcuma en polvo
- 1 cucharadita de pimentón dulce
- 1 cucharada de crema de coco
- 1 cucharadita de mantequilla

INSTRUCCIONES:

1. En la olla de cocción lenta, mezcle las remolachas con el caldo, el eneldo y los demás ingredientes.
2. Cocinar a fuego lento durante 3 horas y servir.

NUTRICIÓN: Calorías 123, Grasas 2,9, Fibra 2,2, Carbohidratos 7,5, Proteínas 4,3.

27. Caponata de berenjena

Tiempo de preparación: 10 minutos

Tiempo de cocción: 3 horas

Porciones: 8

INGREDIENTES:

- 2 berenjenas (1 libra)
- 1 cucharadita de aceite de oliva
- 1 cebolla roja picada
- 4 dientes de ajo picados
- 1 tallo de apio, cortado en dados
- 2 tomates, cortados en dados
- 2 cucharadas de alcaparras sin espinas
- 2 cucharadas de piñones tostados
- 1 cucharadita de copos de pimienta roja
- ¼ de taza de vinagre de vino tinto

INSTRUCCIONES:

1. Pinchar las berenjenas con un tenedor. Cocinar a fuego alto en una olla de cocción lenta de 4 o 6 cuartos durante 2 horas.
2. Dejar enfriar. Pelar la piel. Cortarlos por la mitad y quitarles las semillas. Desechar la piel y las semillas.
3. Colocar la pulpa en un procesador de alimentos. Pulse hasta que esté suave. Reservar.
4. Calentar el aceite en una sartén antiadherente. Sofreír la cebolla, el ajo y el apio hasta que la cebolla esté blanda.
5. Añadir la berenjena y los tomates. Saltear 3 minutos.
6. Vuelva a ponerlo en la olla de cocción lenta y añada las alcaparras, los piñones, los copos de pimienta roja y el vinagre. Remover. Cocine a fuego lento durante 30 minutos. Remover antes de servir.

NUTRICIÓN: Calorías: 75 Grasas: 3 g Proteínas: 2 g Sodio: 75 mg
Fibra: 5 g Carbohidratos: 11 g Azúcar: 4 g

28. Boniatos con jengibre

Tiempo de preparación: 10 minutos

Tiempo de cocción: 4 horas

Porciones: 10

INGREDIENTES:

- 2½ libras de batatas
- 1 taza de agua
- 1 cucharada de jengibre fresco rallado
- ½ cucharada de jengibre confitado picado sin cristalizar
- ½ cucharada de mantequilla o margarina vegana
- Boniatos o boniatos

INSTRUCCIONES:

1. Pele y corte los boniatos en cuartos. Añádelos a una olla de cocción lenta de 4 cuartos. Añade el agua, el jengibre fresco y el jengibre confitado. Remover.
2. Cocinar a fuego alto durante 3-4 horas, o hasta que las patatas estén tiernas.
3. Añadir la mantequilla o margarina vegana y triturar. Sírvelo inmediatamente, o bájalo a fuego lento para mantenerlo caliente hasta 3 horas.

NUTRICIÓN: Calorías: 100 Grasas: 0,5 g Proteínas: 2 g Sodio: 65 mg Fibra: 3 g Carbohidratos: 23 g Azúcar: 3 g

29. Ratatouille

Tiempo de preparación: 10 minutos

Tiempo de cocción: 4 horas

Porciones: 4

INGREDIENTES:

- 1 cebolla, picada en trozos grandes
- 1 berenjena, cortada horizontalmente
- 2 calabacines en rodajas
- 1 pimiento cubanelle, en rodajas
- 3 tomates, cortados en gajos
- 2 cucharadas de albahaca fresca picada
- 2 cucharadas de perejil italiano fresco, picado
- ¼ de cucharadita de sal
- ½ cucharadita de pimienta negra recién molida
- 3 onzas de pasta de tomate
- ¼ de taza de agua

INSTRUCCIONES:

1. Coloque la cebolla, la berenjena, el calabacín, el pimiento y los tomates en una olla de cocción lenta de 4 cuartos. Espolvorea con albahaca, perejil, sal y pimienta.
2. En un bol pequeño, bata la pasta de tomate y el agua. Vierta la mezcla sobre las verduras. Remover.
3. Cocinar a fuego lento durante 4 horas, o hasta que la berenjena y el calabacín estén tiernos.

NUTRICIÓN: Calorías: 110 Grasa: 1 g Proteína: 5 g Sodio: 330 mg Fibra: 8 g Carbohidratos: 24 g Azúcar: 13 g

30. Judías verdes con romero y tomillo

Tiempo de preparación: 10 minutos

Tiempo de cocción: 2 horas

Porciones: 4

INGREDIENTES:

- 1 libra de judías verdes
- 1 cucharada de romero fresco picado
- 1 cucharadita de tomillo fresco picado
- 2 cucharadas de zumo de limón
- 2 cucharadas de agua

INSTRUCCIONES:

1. Coloque todos los ingredientes en una olla de cocción lenta de 2 cuartos. Remueve para distribuir las especias de manera uniforme.
2. Cocine a fuego lento durante 1½ horas, o hasta que las judías verdes estén tiernas. Remover antes de servir.

NUTRICIÓN: Calorías: 40 Grasas: 0 g Proteínas: 2 g Sodio: 5 mg Fibra: 4 g Carbohidratos: 9 g Azúcar: 4 g

RECETAS DE POSTRES

31. Tarro de crema de arce

Tiempo de preparación: 15 minutos

Tiempo de cocción: 3 horas

Porciones: 6

INGREDIENTES:

- 2 yemas de huevo
- 2 huevos
- 1 taza de crema de leche
- ½ taza de leche entera
- ½ taza más 1 cucharada de Sukrin Gold
- Pizca de sal
- 1 cucharadita de extracto de vainilla
- ¼ cucharadita de nuez moscada molida
- Nata montada, para decorar, opcional

INSTRUCCIONES:

1. Batir las yemas y los huevos en un bol hasta que estén ligeros y espumosos.
2. Añadir la nata, la leche, 1 cucharada de Sukrin Gold, la sal, la vainilla y la nuez moscada. Mezclar bien.
3. Vierta la mezcla en una fuente de horno y colóquela en una olla de cocción lenta. Vierte con cuidado agua alrededor de la fuente de horno hasta que el agua llegue a la mitad de los lados.
4. Tapar la olla. Cocine a fuego alto durante 2 ó 3 horas, hasta que el Pot de Crème esté cuajado, pero todavía con un poco de movimiento en el centro.

5. Con unos guantes de cocina para proteger los nudillos, retire con cuidado el plato caliente de la olla. Colocar en una rejilla para que se enfríe a temperatura ambiente.

6. Enfríe durante 2 horas antes de servir. Adornar con nata montada si se desea.

NUTRICIÓN: Calorías 102 Grasas 18 g Sodio 46 g Carbohidratos 12 g Azúcar 2 g Proteínas 5 g

32. Tarta de zanahoria

Tiempo de preparación: 10 minutos

Tiempo de cocción: 2 horas y 30 minutos

Porciones: 6

INGREDIENTES:

- 1 taza de piña, seca y picada
- 4 zanahorias picadas
- 1 taza de dátiles, sin hueso y picados
- ½ taza de copos de coco
- Spray de cocina
- 1 y ½ tazas de harina de trigo integral
- ½ cucharadita de canela en polvo

INSTRUCCIONES:

1. Ponga las zanahorias en su procesador de alimentos y pulse.
2. Añadir la harina, los dátiles, la piña, el coco y la canela, y volver a pulsar muy bien.
3. Engrasa la olla de cocción lenta con el spray de cocina, vierte la mezcla de pastel, extiende, tapa y cocina en Alto durante 2 horas y 30 minutos.
4. Dejar enfriar el pastel, cortarlo en trozos y servirlo.

NUTRICIÓN: Calorías 252, Grasas 2,8g, Colesterol 0mg, Sodio 31mg, Carbohidratos 54,7g, Fibra 5,2g, Azúcares 24g, Proteínas 4,7g, Potasio 412mg

33. Tarta de coco y frutas

Tiempo de preparación: 10 minutos

Tiempo de cocción: 2 horas y 30 minutos

Porciones: 6

INGREDIENTES:

- 1 taza de mango, pelado y picado
- 1 y ½ tazas de harina de trigo integral
- ½ taza de leche de coco
- 1 taza de aguacate, pelado, sin hueso y triturado
- ½ taza de copos de coco, sin endulzar
- ½ cucharadita de canela en polvo

INSTRUCCIONES:

1. En un bol, mezclar el mango con la harina y los demás ingredientes y batir.
2. Forra la olla de cocción lenta con papel pergamino, vierte la mezcla para pasteles y cocina en Alto durante 2 horas y 30 minutos.
3. Enfríe el pastel antes de cortarlo y servirlo.

NUTRICIÓN: Calorías 249, Grasas 12,2g, Colesterol 0mg, Sodio 7mg, Carbohidratos 32,2g, Fibra 4g, Azúcares 5g, Proteínas 4,6g, Potasio 274mg

34. Crema tierna de té verde

Tiempo de preparación: 10 minutos

Tiempo de cocción: 1 hora

Porciones: 4

INGREDIENTES:

- 1 taza de crema de coco sin grasa
- 4 cucharadas de leche de coco baja en grasa
- 4 y ½ cucharaditas de té verde en polvo
- 3 cucharadas de agua caliente

INSTRUCCIONES:

1. En un bol, mezclar el té verde en polvo con el agua caliente, remover bien y dejar enfriar.
2. En su olla de cocción lenta, mezcle el té verde con la leche y la crema, revuelva, tape, cocine en Alto durante 1 hora, transfiera a un recipiente y congele antes de servir.

NUTRICIÓN: Calorías 80, Grasas 4,2g, Colesterol 0mg, Sodio 21mg, Carbohidratos 8,1g, Fibra 1g, Azúcares 6,3g, Proteínas 1,9g, Potasio 87mg

35. Higos de mantequilla de coco

Tiempo de preparación: 6 minutos

Tiempo de cocción: 2 horas

Porciones: 4

INGREDIENTES:

- 1 taza de crema de coco
- 12 higos, cortados por la mitad
- 2 cucharadas de mantequilla de coco derretida
- ¼ de taza de azúcar de palma

INSTRUCCIONES:

1. En su olla de cocción lenta, mezcle la mantequilla de coco con los higos, el azúcar y la nata, remueva, tape y cocine a velocidad alta durante 2 horas.
2. Dividir en cuencos y servir frío.

NUTRICIÓN: Calorías 353, Grasas 19,3g, Colesterol 0mg, Sodio 322mg, Carbohidratos 47,7g, Fibra 8,2g, Azúcares 35,7g, Proteínas 3,8g, Potasio 802mg

36. Tarta de anacardos

Tiempo de preparación: 10 minutos

Tiempo de cocción: 2 horas y 30 minutos

Porciones: 6

INGREDIENTES:

- 1 y ½ tazas de aguacate, pelado, sin hueso y triturado
- ½ taza de leche de coco
- ½ taza de crema de coco
- ½ cucharadita de extracto de vainilla
- 1 taza de anacardos picados
- 4 cucharadas de aceite de aguacate
- Zumo de 2 limas
- 2 cucharadas de azúcar de coco

INSTRUCCIONES:

1. En su procesador de alimentos, combine el aguacate con la crema y los demás ingredientes y pulse bien.
2. Vierta esto en la olla de cocción lenta forrada con papel pergamino y cocine en Alto durante 2 horas y 30 minutos.
3. y servirlo frío.

NUTRICIÓN: Calorías 250, Grasas 19,1g, Colesterol 0mg, Sodio 16mg, Carbohidratos 22,4g, Fibra 4,4g, Azúcares 14,4g, Proteínas 2g, Potasio 390mg

37. Crema de chocolate

Tiempo de preparación: 1 hora y 10 minutos

Tiempo de cocción: 2 horas

Porciones: 4

INGREDIENTES:

- 2 tazas de leche baja en grasa
- 3 onzas de chocolate negro y sin azúcar
- 1 taza de agua caliente
- 3 cucharadas de estevia
- 2 cucharadas de gelatina
- 1 cucharada de extracto de vainilla

INSTRUCCIONES:

1. En un bol, mezclar el agua tibia con la gelatina, remover bien y dejar reposar durante 1 hora.
2. Ponga esto en su olla de cocción lenta, agregue la leche, la stevia, el chocolate y la vainilla, revuelva bien, tape, cocine en Alto durante 2 horas, bata la crema una vez más, divida en tazones y sirva.

NUTRICIÓN: Calorías 181, Grasas 12,8g, Colesterol 6mg, Sodio 65mg, Carbohidratos 19,4g, Fibra 3,5g, Azúcares 6,8g, Proteínas 10,4g, Potasio 189mg

38. Mezcla de tomates con vainilla

Tiempo de preparación: 10 minutos

Tiempo de cocción: 4 horas

Porciones: 4

INGREDIENTES:

- 5 libras de tomates, escaldados y pelados
- 3 tazas de agua caliente
- 3 tazas de azúcar de coco
- 2 ramas de canela
- ½ cucharadita de canela en polvo
- 2 cucharaditas de extracto de vainilla
- ½ cucharadita de clavo de olor molido

INSTRUCCIONES:

1. En su olla de cocción lenta, mezcle los tomates con el agua, la canela en rama, la canela en polvo, el azúcar, la vainilla y los clavos de olor, remueva, tape y cocine a fuego lento durante 4 horas.
2. Deseche las ramitas de canela, deje los tomates a un lado para que se enfríen, divídalos en cuencos y sírvalos.

NUTRICIÓN: Calorías 183, Grasas 1,2g, Colesterol 0mg, Sodio 64mg, Carbohidratos 37,7g, Fibra 7,5g, Azúcares 15,2g, Proteínas 5,8g, Potasio 1356mg

39. Tarta de tomates y canela

Tiempo de preparación: 10 minutos

Tiempo de cocción: 3 horas

Porciones: 6

INGREDIENTES:

- 1 taza de tomates escaldados, pelados y picados
- ½ taza de aceite de oliva
- 1 y ½ tazas de harina de trigo integral
- Spray de cocina
- 1 cucharadita de canela en polvo
- 1 cucharadita de bicarbonato de sodio
- 1 cucharadita de polvo de hornear
- ¾ de taza de azúcar de coco
- 2 cucharadas de vinagre de sidra de manzana

INSTRUCCIONES:

1. En un bol, mezclar la harina con el azúcar, la canela, la levadura en polvo y el bicarbonato y remover bien.
2. En otro bol, mezclar los tomates con el aceite y el vinagre de sidra y remover muy bien.
3. Combine las 2 mezclas, revuelva, vierta todo en su olla de cocción lenta engrasada con aceite en aerosol, tape y cocine a temperatura alta durante 3 horas.
4. Dejar enfriar la tarta, cortarla en trozos y servirla.

NUTRICIÓN: Calorías 412, Grasas 25,9g, Colesterol 0mg, Sodio 327mg, Carbohidratos 41,7g, Fibra 1,8g, Azúcares 1,3g, Proteínas 5,4g, Potasio 289mg

40. Jarabe de arce y crema de menta

Tiempo de preparación: 10 minutos

Tiempo de cocción: 1 hora

Porciones: 4

INGREDIENTES:

- 1 taza de leche de almendras
- 1 cucharada de azúcar de coco
- 1 cucharadita de jarabe de arce
- 1 cucharada de menta picada
- 1 taza de crema de coco sin grasa
- 2 cucharaditas de té verde en polvo

INSTRUCCIONES:

1. En la olla de cocción lenta, combine la leche con el azúcar y los demás ingredientes, ponga la tapa y cocine a velocidad alta durante 1 hora.
2. Dividir en cuencos y servir frío.

NUTRICIÓN: Calorías 241, Grasas 16,1g, Colesterol 5mg, Sodio 134mg, Carbohidratos 21,8g, Fibra 2,1g, Azúcares 3g, Proteínas 4,3g, Potasio 293mg

41. Salsa de estevia y bayas

Tiempo de preparación: 10 minutos

Tiempo de cocción: 2 horas

Porciones: 4

INGREDIENTES:

- 1 taza de zumo de naranja
- 1 libra de fresas, cortadas por la mitad
- 2 tazas de arándanos
- 1 y ½ cucharadas de estevia
- 1 cucharada de aceite de oliva
- 1 y ½ cucharadas de vinagre de cava
- ¼ de taza de hojas de albahaca, arrancadas

INSTRUCCIONES:

1. En su olla de cocción lenta, mezcle el zumo de naranja con el azúcar, el vinagre, el aceite, los arándanos y las fresas, mézclelos para cubrirlos, tápelos, cocínelos a velocidad alta durante 2 horas, repártalos en cuencos, espolvoree albahaca por encima y sírvalos.

NUTRICIÓN: Calorías 137, Grasas 4,2g, Colesterol 0mg, Sodio 2mg, Carbohidratos 29,3g, Fibra 4,2g, Azúcares 18g, Proteínas 1,8g, Potasio 362mg

42. Delicioso crujiente de manzana

Tiempo de preparación: 10 minutos

Tiempo de cocción: 3 horas

Porciones: 8

INGREDIENTES':

- 2 libras de manzanas, peladas y cortadas en rodajas
- 1/2 taza de mantequilla
- 1/4 de cucharadita de nuez moscada molida
- 1/2 cucharadita de canela molida
- 2/3 de taza de azúcar moreno
- 2/3 de taza de harina
- 2/3 de taza de avena a la antigua usanza

INSTRUCCIONES:

1. Añadir las manzanas cortadas en la olla de cocción.
2. En un bol, mezclar la harina, la nuez moscada, la canela, el azúcar y la avena.
3. Añadir la mantequilla a la mezcla de harina y mezclar hasta que la mezcla se desmenuce.
4. Espolvorear la mezcla de harina sobre las manzanas cortadas.
5. Cubra el aura de la olla instantánea con la tapa.
6. Seleccione el modo de cocción lenta y cocine en ALTA durante 2-3 horas.
7. Cubrir con helado de vainilla y servir.

NUTRICIÓN: calorías 251 grasas 12, carbohidratos 33, proteínas 2,1 g

PLATO LATERAL

43. Frijoles refritos sin el refrito

Tiempo de preparación: 15 minutos

Tiempo de cocción: 8 horas

Porciones: 15

INGREDIENTES:

- 1 cebolla, pelada y cortada por la mitad
- 3 tazas de frijoles pintos secos, enjuagados
- 1/2 chile jalapeño fresco, sin semillas y picado
- 2 cucharadas de ajo picado
- 5 cucharaditas de sal
- 1 3/4 cucharaditas de pimienta negra recién molida
- 1/8 de cucharadita de comino molido, opcional
- 9 tazas de agua

INSTRUCCIONES:

1. Pon la cebolla, los frijoles enjuagados, el jalapeño, el ajo, la sal, la pimienta y el comino en una olla de cocción lenta. Poner el agua y mezclar para combinar. Hierve durante 8 horas en Alto y añade más agua si es necesario.
2. Cuando las alubias estén hechas, tamizarlas y reservar el líquido. Haz un puré con las alubias con un pasapurés y añade el agua reservada si es necesario para conseguir la consistencia deseada.

NUTRICIÓN: Calorías 139 Grasas 0,5 g Hidratos de carbono 25,4 g Proteínas 8,5 g

44. Guisantes negros picantes

Tiempo de preparación: 15 minutos

Tiempo de cocción: 6 horas

Porciones: 10

INGREDIENTES:

- 6 tazas de agua
- 1 pastilla de caldo de pollo
- 1 libra de guisantes secos con ojos negros, clasificados y enjuagados
- 1 cebolla, cortada en dados
- 2 dientes de ajo picados
- 1 pimiento rojo, sin tallo, sin semillas y cortado en dados
- 1 chile jalapeño, sin semillas y picado
- 8 gramos de jamón picado
- 4 rebanadas de tocino, carne picada
- 1/2 cucharadita de pimienta de cayena
- 1 1/2 cucharadita de comino
- sal
- 1 cucharadita de pimienta negra molida

INSTRUCCIONES:

1. Pon el agua en tu olla de cocción lenta, añade la pastilla de caldo y remueve para que se disuelva. Combina los guisantes con los ojos negros, la cebolla, el ajo, el pimiento, el chile jalapeño, el jamón, el tocino, la pimienta de cayena, el comino, la sal y la pimienta; remueve para mezclar. Tapa la olla de cocción lenta y cocina de 6 a 8 horas a fuego lento hasta que los frijoles estén blandos.

NUTRICIÓN: Calorías 199 Grasas 2,9 g Hidratos de carbono 30,2 g Proteínas 14,1 g

45. Cazuela de batatas

Tiempo de preparación: 15 minutos

Tiempo de cocción: 4 horas

Porciones: 8

INGREDIENTES:

- 2 latas (29 onzas) de boniatos, escurridos y triturados
- 1/3 de taza de mantequilla derretida
- 2 cucharadas de azúcar blanco
- 2 cucharadas de azúcar moreno
- 1 cucharada de zumo de naranja
- 2 huevos batidos
- 1/2 taza de leche
- 1/3 de taza de nueces picadas
- 1/3 de taza de azúcar moreno
- 2 cucharadas de harina común
- 2 cucharaditas de mantequilla derretida

INSTRUCCIONES:

1. Engrase ligeramente una olla de cocción lenta. Mezcla los boniatos, 1/3 de taza de mantequilla, el azúcar blanco y 2 cucharadas de azúcar moreno en un bol grande. Añada el zumo de naranja, los huevos y la leche. Páselo a la fuente de horno preparada.

2. Mezclar las pacanas, 1/3 de taza de azúcar moreno, la harina y 2 cucharadas de mantequilla en un bol pequeño. Esparza la mezcla sobre las batatas. Tapa la olla de cocción lenta y cocina de 3 a 4 horas en ALTA.

NUTRICIÓN: Calorías 406 Grasas 13,8 g Hidratos de carbono 66,1 g Proteínas 6,3 g

46. Patatas al horno

Tiempo de preparación: 15 minutos

Tiempo de cocción: 4 horas y 30 minutos

Porciones: 4

INGREDIENTES:

- Hornear 4 patatas bien lavadas
- 1 cucharada de aceite de oliva virgen extra
- sal kosher al gusto
- 4 hojas de papel de aluminio

INSTRUCCIONES:

1. Pincha las patatas por todas partes, luego masajea las patatas con aceite de oliva, espolvorea con sal y envuélvelas firmemente en papel de aluminio. Poner las patatas en una olla de cocción lenta, cocinar durante 4 1/2 a 5 horas en Alto, o 7 1/2 a 8 horas en bajo hasta que estén cocidas.

NUTRICIÓN: Calorías 254 Grasas 3,6 g Hidratos de carbono 51,2 g Proteínas 6,1 g

47. Relleno de cocción lenta

Tiempo de preparación: 15 minutos

Tiempo de cocción: 8 horas

Porciones: 4

INGREDIENTES:

- 1 taza de mantequilla o margarina
- 2 tazas de cebolla picada
- 2 tazas de apio picado
- 1/4 de taza de perejil fresco picado
- 12 gramos de champiñones cortados en rodajas
- 12 tazas de cubos de pan seco
- 1 cucharadita de condimento para aves de corral
- 1 1/2 cucharaditas de salvia seca
- 1 cucharadita de tomillo seco
- 1/2 cucharadita de mejorana seca
- 1 1/2 cucharaditas de sal
- 1/2 cucharadita de pimienta negra molida
- 4 y 1/2 tazas de caldo de pollo
- 2 huevos batidos

INSTRUCCIONES:

1. Disolver la mantequilla o margarina en una sartén a fuego medio. Cocinar la cebolla, el apio, los champiñones y el perejil en la mantequilla, removiendo regularmente.
2. Poner las verduras hervidas sobre los cubos de pan en un gran recipiente para mezclar. Condimentar con hierbas de ave, salvia, tomillo, mejorana y sal y pimienta.
3. Vierta suficiente caldo para humedecer y mezclar los huevos. Pasa la mezcla a la olla de cocción lenta y tápala. Hornea 45 minutos en Alto, pon el fuego en bajo y cocina de 4 a 8 horas.

NUTRICIÓN: Calorías 197 Grasas 13,1 g Hidratos de carbono 16,6 g Proteínas 3,9 g

48. Puré de patatas en cocción lenta

Tiempo de preparación: 15 minutos

Tiempo de cocción: 3 horas y 15 minutos

Porciones: 8

INGREDIENTES:

- 5 libras de patatas rojas, cortadas en trozos
- 1 cucharada de ajo picado, o al gusto
- 3 cubos de caldo de pollo
- 1 envase (8 onzas) de crema agria
- 1 paquete de queso crema, ablandado
- 1/2 taza de mantequilla
- sal y pimienta al gusto

INSTRUCCIONES:

1. Cocer las patatas, el ajo y el caldo en una cacerola grande con agua hirviendo ligeramente salada hasta que estén blandas pero firmes, unos 15 minutos.
2. Escurrir, reservar el agua. Triturar las patatas en un bol con la crema agria y el queso crema; añadir el agua reservada si es necesario para conseguir la consistencia deseada.
3. Póngalo en su olla de cocción lenta y cocine de 2 a 3 horas a fuego lento. Añade la mantequilla justo antes de servir y sazona con sal y pimienta.

NUTRICIÓN: Calorías 470 Grasas 27,7 g Hidratos de carbono 47,9 g Proteínas 8,8 g

49. Patatas a la brasa con jamón

Tiempo de preparación: 15 minutos

Tiempo de cocción: 4 horas

Porciones: 8

INGREDIENTES:

- 3 libras de patatas, en rodajas finas
- 1 taza de queso Cheddar rallado
- 1/2 taza de cebolla picada
- 1 taza de jamón cocido picado
- 1 lata de sopa condensada de champiñones
- 1/2 taza de agua
- 1/2 cucharadita de ajo en polvo
- 1/4 de cucharadita de sal
- 1/4 de cucharadita de pimienta negra

INSTRUCCIONES:

1. Coloque las patatas cortadas en rodajas en una olla de cocción lenta. Mezcla el queso rallado, la cebolla y el jamón en un bol mediano. Mezclar con las patatas en la olla de cocción lenta.
2. Utilice el mismo bol y mezcle la sopa condensada y el agua. Sazone con ajo en polvo, sal y pimienta. Vierta uniformemente sobre la mezcla de patatas. Cocine a fuego alto durante 4 horas.

NUTRICIÓN: Calorías 265 Grasas 10,2 g Hidratos de carbono 33,3 g Proteínas 10,8 g

50. Salsa Coney clásica

Tiempo de preparación: 15 minutos

Tiempo de cocción: 2 horas

Porciones: 12

INGREDIENTES:

- 2 libras de carne picada
- 1/2 taza de cebolla picada
- 1 1/2 tazas de ketchup
- 1/4 de taza de azúcar blanco
- 1/4 de taza de vinagre blanco
- 1/4 de taza de mostaza amarilla preparada
- 1/2 cucharadita de semillas de apio
- 3/4 de cucharadita de salsa Worcestershire
- 1/2 cucharadita de pimienta negra molida
- 3/4 de cucharadita de sal

INSTRUCCIONES:

1. Poner la carne picada y la cebolla en una sartén grande a fuego medio-alto. Cocinar, removiendo, hasta que la carne se dore. Escurrir.

2. Transfiera el bistec más la cebolla a su olla de cocción lenta, luego mezcle el ketchup, el azúcar, el vinagre, más la mostaza. Ponga las semillas de apio, la salsa Worcestershire, la pimienta más la sal. Cocine a fuego lento durante unas horas antes de servir.

NUTRICIÓN: Calorías 186 Grasas 9,2 g Hidratos de carbono 12,8 g Proteínas 13,5 g

51. Puré de manzana con especias para cocinar a fuego lento

Tiempo de preparación: 15 minutos

Tiempo de cocción: 6 horas y 30 minutos

Porciones: 8

INGREDIENTES:

- 8 manzanas - peladas, sin el corazón y cortadas en rodajas finas
- 1/2 taza de agua
- 3/4 de taza de azúcar moreno envasado
- 1/2 cucharadita de especia de pastel de calabaza

INSTRUCCIONES:

1. Mezcla las manzanas más el agua en tu olla de cocción lenta; cocina a fuego lento entre 6 y 8 horas. Añade el azúcar moreno y la especia de pastel de calabaza y sigue cocinando durante 30 minutos más.

NUTRICIÓN: Calorías 150 Grasas 0,2 g Hidratos de carbono 39,4 g Proteínas 0,4 g

52. Alubias caseras

Tiempo de preparación: 15 minutos

Tiempo de cocción: 10 horas

Porciones: 12

INGREDIENTES:

- 3 tazas de alubias blancas secas, puestas en remojo la noche anterior o cocidas durante una hora
- 1 1/2 tazas de ketchup
- 1 1/2 tazas de agua
- 1/4 de taza de melaza
- 1 cebolla grande, picada
- 1 cucharada de mostaza seca
- 1 cucharada de sal
- 6 lonchas gruesas de tocino, cortadas en trozos de 1 pulgada
- 1 taza de azúcar moreno

INSTRUCCIONES:

1. Vierta el líquido de remojo de las alubias y colóquelo en una olla de cocción lenta. Revuelve el ketchup, el agua, la melaza, la cebolla, la mostaza, la sal, el tocino y el azúcar moreno con las alubias hasta que todo esté bien mezclado. Cocinar en LOW entre 8 y 10 horas, removiendo de vez en cuando si es posible, aunque no es necesario.

NUTRICIÓN: Calorías 296 Grasas 3 g Hidratos de carbono 57 g Proteínas 12,4 g

53. Tortilla occidental

Tiempo de preparación: 15 minutos

Tiempo de cocción: 12 horas

Porciones: 12

INGREDIENTES:

- 1 (2 libras) paquete de patatas ralladas congeladas
- 1 libra de jamón cocido en dados
- 1 cebolla, cortada en dados
- 1 pimiento verde, sin semillas y cortado en dados
- 1 1/2 tazas de queso cheddar rallado
- 12 huevos
- 1 taza de leche
- sal y pimienta al gusto

INSTRUCCIONES:

1. Engrasar una olla de cocción lenta de 4 litros o más en la luz. Coloca 1/3 del puré de patatas en una capa en el fondo.
2. Poner en capas 1/3 del jamón, la cebolla, el pimiento verde y el queso cheddar. Repita las capas dos veces más. Bate los huevos más la leche en un cuenco grande y sazona con sal y pimienta. Poner sobre el contenido de la olla de cocción lenta. Cocinar a fuego lento entre 10 y 12 horas.

NUTRICIÓN: Calorías 310 Grasas 22,7 g Hidratos de carbono 16,1 g Proteínas 19,9 g

54. Cazuela de judías verdes

Tiempo de preparación: 15 minutos

Tiempo de cocción: 5 horas

Porciones: 8

INGREDIENTES:

- 2 paquetes (16 onzas) de judías verdes congeladas en rodajas
- 2 latas de crema de pollo
- 2/3 de taza de leche
- 1/2 taza de queso parmesano rallado
- 1/4 de cucharadita de sal
- 1/4 de cucharadita de pimienta negra molida
- 1 lata (6 onzas) de cebolla frita, dividida

INSTRUCCIONES:

1. Mezcla las judías verdes, la crema de pollo, la leche, el queso parmesano, la sal, la pimienta negra y la mitad de la lata de cebollas fritas en una olla de cocción lenta. Tapa y cocina a fuego lento de 5 a 6 horas. Cubra la cazuela con el resto de las cebollas fritas para servir.

NUTRICIÓN: Calorías 272 Grasas 16,7 g Hidratos de carbono 22,9 g Proteínas 5,9 g

55. Frijoles horneados Texas Cowboy

Tiempo de preparación: 15 minutos

Tiempo de cocción: 2 horas

Porciones: 12

INGREDIENTES:

- 1 libra de carne molida
- 4 latas de alubias cocidas con carne de cerdo
- 1 lata (4 onzas) de chiles verdes picados en lata
- 1 cebolla Vidalia pequeña, pelada y picada
- 1 taza de salsa barbacoa
- 1/2 taza de azúcar moreno
- 1 cucharada de ajo en polvo
- 1 cucharada de chile en polvo
- 3 cucharadas de salsa de pimienta picante, al gusto

INSTRUCCIONES:

1. Freír la carne picada en una sartén a fuego medio hasta que deje de estar rosada; retirar la grasa y reservar. En una olla de cocción lenta de 3 1/2 litros o más, combina la carne picada, los frijoles horneados, el chile verde, la cebolla y la salsa barbacoa.

2. Ponga el azúcar moreno, el ajo en polvo, el chile en polvo y la salsa de pimienta picante. Hornea durante 2 horas en ALTA o en baja durante 4 a 5 horas.

NUTRICIÓN: Calorías 360 Grasas 12,4 g Hidratos de carbono 50 g Proteínas 14,6 g

56. Frijoles La Charra

Tiempo de preparación: 15 minutos

Tiempo de cocción: 5 horas

Porciones: 8

INGREDIENTES:

- 1 libra de frijoles pintos secos
- 5 dientes de ajo picados
- 1 cucharadita de sal
- 1/2 libra de tocino, cortado en dados
- 1 cebolla picada
- 2 tomates frescos, cortados en dados
- 1 lata (3,5 onzas) de chiles jalapeños en rodajas
- 1 lata de cerveza
- 1/3 de taza de cilantro fresco picado

INSTRUCCIONES:

1. Cocinar o dorar el tocino en una sartén a fuego medio hasta que esté uniformemente dorado pero todavía blando. Escurrir aproximadamente la mitad de la grasa. Poner la cebolla en la sartén y cocinarla hasta que esté tierna.

2. Mezcle los tomates y los jalapeños y cocine hasta que todo esté caliente. Transfiera a la olla de cocción lenta y mezcle con los frijoles. Tapa la olla de cocción lenta y sigue cocinando a fuego lento durante 4 horas. Mezcla la cerveza y el cilantro unos 30 minutos antes de que termine la cocción.

NUTRICIÓN: Calorías 353 Grasas 13,8 g Hidratos de carbono 39,8 g Proteínas 16 g

CONCLUSIÓN

S¿se esfuerza por encontrar tiempo para cocinar durante la semana? El libro de cocina lenta de la Dieta Mediterránea para gente ocupada es el libro que necesita. Este libro de cocina, fácil de seguir, ha sido perfeccionado para que pueda pasar su tiempo con la familia y los amigos, en lugar de en la cocina.

Encontrará recetas como Sopa de pollo y verduras, Sopa picante de pollo y arroz, Sopa de tortellini, Bebidas y batidos, Postres, Platos principales y Condimentos. Cada receta incluye una foto de un plato con un aspecto delicioso, para que pueda ver exactamente lo que puede esperar si lo prueba usted mismo.

El libro de cocina lenta de la Dieta Mediterránea El libro de cocina lenta de la Dieta Mediterránea tiene recetas fáciles y sabrosas que le ayudarán a llevar una vida más sana y satisfactoria. Si está buscando una manera de hacer sus comidas más saludables y seguir disfrutando de las comidas habituales, este es el libro para usted. Las recetas de este libro de cocina eliminan el estrés de la alimentación saludable haciéndola fácil.

El libro de cocina lenta de la Dieta Mediterránea está diseñado para simplificar su vida haciendo que las recetas deliciosas y saludables sean rápidas y fáciles.

Es más divertido comer bien que comer mal. Por eso necesita el libro de cocina lenta de la Dieta Mediterránea. Contiene sabrosas recetas que seguramente complacerán hasta al más quisquilloso de los comensales.

Empecemos con uno de los estilos de cocina más populares de la olla de cocción lenta, ¡las sopas! Son excelentes para hacer comidas rápidas que se pueden comer en un momento. No te puedes equivocar con las sopas de verduras, pollo, carne o marisco. Te sorprenderá la cantidad de variedades que puedes crear. Y lo más importante, las sopas son fáciles de hacer, así que no tendrás que pasar tiempo en la cocina si no quieres.

Este es el libro de dietas más importante que jamás leerás. ¿Por qué? Porque está escrito por una fontanera, por eso. La dieta mediterránea es fácil de seguir y deliciosa. Te ayudará a perder peso, a sentirte mejor, a estar más sano y a tener más energía, especialmente si la cocinas en una olla de cocción lenta.

En esta guía encontrará más de 100 recetas de comidas sencillas y deliciosas que se cocinan mientras usted trabaja. Nunca más tendrás que preocuparte por quedarte sin nada que hacer o por tener que trasnochar para preparar la comida.

La Dieta Mediterránea es uno de los patrones dietéticos más saludables y se ha utilizado durante siglos para promover la longevidad, la buena salud y un peso saludable. Tiene su origen en las regiones mediterráneas del sur de Europa, el norte de África y el oeste de Asia. Los elementos clave de la dieta mediterránea son las frutas, las verduras, los frutos secos y las legumbres, los cereales integrales, el pescado y las aves de corral, y el aceite de oliva.

Este libro de cocina pretende ofrecer a todo el mundo recetas fáciles de hacer que les ayuden a mantener una dieta general saludable. El libro contiene una variedad de recetas adecuadas para el desayuno o el almuerzo. Cada receta va acompañada de un recuadro que explica por qué ciertos platos forman parte de la Dieta Mediterránea, así como información adicional sobre las propias recetas. Algunas recetas también van acompañadas de consejos destacados que le ayudarán en diversos aspectos de la cocina y la preparación de los alimentos.

CPSIA information can be obtained
at www.ICGtesting.com
Printed in the USA
BVHW041009150321
602551BV00006B/338